CONTRIBUTION A L'ÉTUDE THÉRAPEUTIQUE

DE

L'APOCYNUM CANNABINUM

PAR

Le Dr Gabriel CARRIER de BOISSY

LYON
A. REY & Cie, IMPRIMEURS-ÉDITEURS DE L'UNIVERSITÉ
4, RUE GENTIL, 4
—
1902

CONTRIBUTION A L'ÉTUDE THÉRAPEUTIQUE

DE

L'APOCYNUM CANNABINUM

CONTRIBUTION A L'ÉTUDE THÉRAPEUTIQUE

DE

L'APOCYNUM CANNABINUM

PAR

Le Dr Gabriel CARRIER de BOISSY

LYON

A. REY & Cie, IMPRIMEURS-ÉDITEURS DE L'UNIVERSITÉ
4, RUE GENTIL, 4

1902

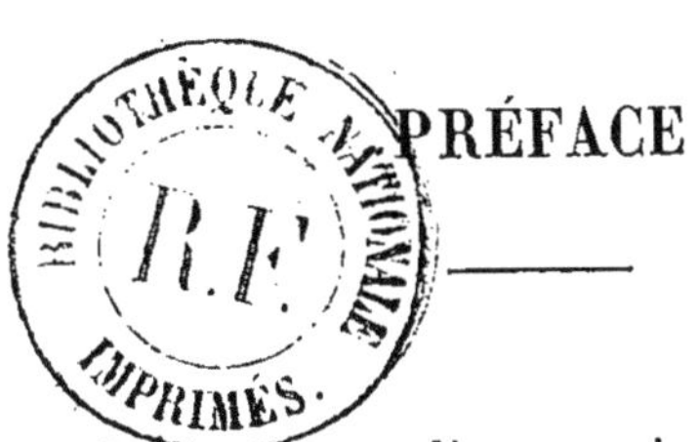

PRÉFACE

Avant de fermer ce livre, qui est comme la dernière page de notre vie d'étudiant, qu'il nous soit permis d'offrir aux maîtres que nous allons quitter l'expression de notre gratitude.

Nous avons butiné les premiers éléments de la médecine dans la clinique de M. le professeur Bondet, pendant un long stage au commencement de nos études ; M. le professeur Bondet a bien voulu accepter la présidence de notre thèse ; qu'il reçoive nos remerciements pour l'enseignement magistral qu'il nous a donné et le grand honneur qu'il nous fait.

Nos remerciements vont encore à tous ceux qui se sont intéressés à nous ; maîtres et amis qui, au cours de nous études, nous ont aidé de leur expérience et de leur bienveillant concours, M. le professeur Weill qui nous a autorisé à prendre dans son service les observations qui pouvaient nous être utiles, M. le Dr Lyonnet, médecin des hôpitaux qui a lui-même fourni quelques observations. M. le Dr Cade, chef de clinique médicale, dont l'obligeance n'a d'égale que l'affabilité, a bien voulu apporter à notre travail son concours autorisé, il a fourni à notre thèse des observations remarquables. Jamais nous n'oublierons les rapports trop courts que nous avons eus avec lui.

Une longue suppléance à l'internat de Saint-Etienne

nous a valu la connaissance de maîtres et d'amis qui vivront dans notre souvenir. M. le Dr Roussel, médecin de l'Hôtel-Dieu, a droit à toute notre reconnaissance. Que ne devons-nous pas à son enseignement savant et varié ? C'est lui qui nous a indiqué le sujet de notre thèse, et qui nous a fourni les premiers éléments de sa construction. M. Ducher, pharmacien des hôpitaux de Saint-Étienne, a été notre bienveillant collaborateur dans la partie chimique de notre travail, nous l'en remercions.

De nombreux amis, au cours de nos études, nous ont aidé de leur science plus mûre et de leur amitié. Nous leur exprimons ici notre profonde sympathie. Nous devons cependant une mention spéciale à MM. Eggli et Marque, internes des hôpitaux de Saint-Etienne : l'un a fourni à notre bibliographie de patientes recherches, l'autre a continué nos observations commencées dans le service du Dr Roussel.

La thèse que nous avons l'honneur de présenter à l'appréciation de nos maîtres est une œuvre incomplète ; nous n'avons pas exactement atteint le but que nous nous étions proposé : fixer l'action thérapeutique de l'Apocynum cannabinum et les règles de son emploi. Pour ce fait, nous avons modifié notre travail, qui est devenu une simple contribution à l'étude de l'Apocynum cannabinum. Nos maîtres voudront bien nous excuser. Les droits draconiens que le recrutement militaire a sur nous nous ont obligé à précipiter notre ouvrage, à abandon ner de nombreuses expériences commencées. Nous avons encore eu le malheur de perdre de longues et précieuses semaines à nous procurer le médicament que nous voulions observer et que nous avions cru pouvoir trouver plus facilement.

CONTRIBUTION A L'ÉTUDE THÉRAPEUTIQUE

DE

L'APOCYNUM CANNABINUM

CHAPITRE PREMIER

Une thèse a été faite en 1895 sur l'*Apocynum cannabinum ;* c'est, croyons-nous, le seul travail qui ait paru en France sur ce médicament. Cependant, dans cette thèse, inspirée par M. le professeur Huchard, M. Fromont faisait une belle étude de l'apocynum, comme médicament cardiaque, il citait des expériences fort intéressantes faites à l'hôpital Necker, à Paris, et qui avaient donné les résultats les plus encourageants. De ce fait, il concluait que l'apocynum avait certainement une action cardiaque et diurétique. Mais, comparant cette action de l'apocynum à celle de la digitale et, le considérant comme de beaucoup inférieur à elle, il n'en marquait pas nettement l'indication en thérapeutique. Ce n'était pas le meilleur moyen d'attirer l'esprit des expérimentateurs français vers de nouveaux esssais.

De fait, l'Apocynum cannabinum est à peu près inconnu dans le monde médical français. La preuve en est patente en sa simplicité dans les difficultés que nous avons eues à nous en procurer quelques échantillons pour nos études Plusieurs bons pharmaciens de Lyon et de Saint-Etienne, auxquels nous nous sommes adressé, n'ont pu nous fournir le moindre renseignement sur l'apocynum. Un de nos amis en a réclamé dans quelques pharmacies à Paris, sans qu'on puisse nulle part exécuter sa commande. La maison Adrian, seule, à laquelle un pharmacien de nos amis avait demandé de l'extrait fluide d'apocynum, a pu lui en fournir un petit flacon ; encore que, dans la notice qui accompagnait son envoi, elle faisait remarquer qu'il était extrêmement rare qu'on lui demandât de l'extrait d'apocynum ; que l'échantillon qu'elle envoyait était un extrait de vieille fabrication ; dans ses renseignements sur son produit, elle ajoutait qu'elle nous envoyait de l'extrait de plante, tiges et feuilles seulement « comme la teinture de chanvre du Canada » qui lui était demandé quelquefois. Ces détails ont leur importance : il faut bien que l'Apocynum cannabinum soit peu répandu dans la pharmacopée française, pour qu'une maison aussi importante qu'Adrian ne fabrique que de l'extrait de plante, tandis qu'à l'étranger, en Amérique, en Russie, en Allemagne, où l'apocynum fait partie des remèdes courants, tous les produits fabriqués sont des extraits de la racine seule.

A part, d'ailleurs, quelques articles dans les journaux de médecine *(Semaine médicale*, 1894, 1899, 1902 ; *Journal des Praticiens*, 1901) tenant leurs lecteurs au courant du mouvement scientifique à l'étranger, la littérature médicale sur l'Apocynum cannabinum est extrêmement réduite en France.

L'Apocynum cannabinum n'est nommé ni dans la

Thérapeutique de Fonsagrives, ni dans le *Manuel thérapeutique* d'Armand Paulin, ni dans l'*Histoire des drogues simples* de Guibourt et Planchon, ni dans le *Traité de thérapeutique* de Trousseau et Pidoux.

C'est à peine si, dans des ouvrages de thérapeutique très complets, on en fait mention. Dechambre, dans son *Dictionnaire encyclopédique des sciences médicales*, cite les deux apocynums employés, l'Apocynum androsœnifolium, dont il indique la racine comme tonique, l'Apocynum cannabinum, diastique, expectorante, diurétique, la racine étant surtout active, fraîche. Dorvault, dans son *Officine*, à l'article Chanvre « l'Apocynum cannabinum contient une substance âcre très appréciée dans la pharmacopée des Etats-Unis comme diaphoréique, antisyphilitique, etc. ». Soulier classe simplement « d'après Robert, l'apocynine avec la digitoxine et la strophantine, dans les substances non glycosidiques en partie cristallisables du groupe de la digitaline. » Robin *(Dictionnaire)* « Apocynum : genre de plante de la famille des Apocynées, composé d'herbes vivaces de l'Amérique et de l'Asie boréales. Les racines de l'Apocynum cannabinum sont employées en Amérique comme vomitif à la dose de 1 à 2 grammes. » Bouchardat : « On fait vomir, dans l'Amérique septentrionale, avec les racines de l'Apocynum cannabinum, qui contient une matière amère, soluble dans l'eau : l'apocynine. » Robin, dans son *Traité de thérapeutique* est le seul qui consacre un article un peu détaillé à l'apocynum. Huchard, qui a signé cet article, ne fait guère que résumer la thèse qu'il avait fait faire à Fromont et dont on a parlé. Mais il émonde encore les conclusions de Froment, déjà médiocrement favorables à l'apocynum. « Les résultats que j'ai obtenu, dit-il, n'ont pas confirmé les vertus diurétiques que l'on reconnaît en Amérique à ce médicament; à dose trop élevée, il peut agir comme éméto-cathartique ; à dose modérée, il peut parfois ralentir et régulariser le cœur; son action diurétique est toujours incertaine. » Il préconise X à XV gouttes d'extrait fluide de racines, trois fois par jour. Il serait arrivé à la dose de LXXX gouttes par jour sans provoquer d'accidents. Dans les *Leçons thérapeutiques*. de Georges Hayem (1891), l'apocynine est simplement signalée « parmi les poisons du cœur du groupe de la digitaline » (d'après Schmiedelberg). L'apocynine, non utilisée mais utilisable, est extraite des racines de l'Apocynum cannabinum.

Il faut fouiller les formulaires nouveaux pour trouver quelques détails un peu précis sur l'apocynum, encore les formulaires ne donnent-ils que des renseignements puisés dans les pharmacopées étrangères. Dujardin-Baumetz et Yvon (Formulaire) :

« Apocynum cannabinum, synonyme de chanvre du Canada. Partie employée : la racine. Principe actif : Apocynine et apocyne. Propriétés : émétho-cathartique, diurétique. Préparation et posologie : poudre, 1 à 2 grammes. Purgatif et vomitif; décoction, 2 pour 100; teinture alcoolique au dixième : 1 à 3 grammes; extrait aqueux : 40 à 70 centigrammes.

Crinion dit la racine d'apocynum douée de propriétés vomitives et purgatives « on la prescrit en Amérique comme diurétique contre les hydropisies et les congestions utérines ». On l'emploie en poudre et en teinture ; « l'usage de ce médicament doit être surveillé par le médecin ». « La racine d'Apocynum cannabinum renferme un principe cristallisable : l'apocynine, analogue à la digitaline et la strophantine, et un glucoside : l'apocynéine. »

Bocquillon et Limousin résument les résultats des observations faites à l'étranger « desquels il résulte que la racine d'Apocynum cannabinum est un poison cardiaque énergique » qui ralentit et renforce les battements du cœur. Ils la disent « employée aux Etats-Unis sous forme de décoction, comme diurétique et diaphoréique, contre l'hydropisie. Elle est vermifuge. Employée contre la dyspepsie, la scrofule, le rhumatisme. »

Nous n'insisterons pas davantage : il nous serait, d'ailleurs, difficile de trouver encore beaucoup de publications françaises parlant de l'apocynum. Une simple remarque : il est étrange que cette plante qui, aux Etats-Unis, se trouve dans toutes les pharmacies de ménage, que les Russes, après de brillantes expériences, ont introduit dans la thérapeuthique de leurs hôpitaux, qui est déjà fort employée en Allemagne, n'ait pas eu chez nous le bonheur d'autres expériences que celles déjà citées de Fromont et de Huchard. Faudrait-il dire, une fois de plus, que l'esprit français, dans les sciences comme dans les autres spéculations, est un un peu routinier.

CHAPITRE II

L'Apocynum cannabinum, autrement appelé chanvre du Canada, est connu en Amérique sous le nom d'Indian Hemp, comme le chanvre Indien (Cannabis indica), ce qui a créé une certaine confusion. La plupart des auteurs allemands, Baillon, Dechambre, Merat et Delens, appellent l'Apocynum cannabinum chanvre indien.

La littérature botanique qui le concerne n'est pas considérable : on le trouve simplement cité dans Pline l'ancien *(Traité d'histoire naturelle*, liv. XXIV, ch. XI), dans Tournefort *(Institutiones rei herbariæ*, vol. I, p. 1) ; Jussieu, de Candolle, Enlichen en parlent à peine, Lindley lui consacre un court article dans son *Vegetable Kingdom.*

L'Apocynum cannabinum fait partie de la famille des Apocynacées. Les Apocynacées voisines des Solanacées (Van Tiegen), comprennent, comme cette grande famille, nombre d'espèces utilisées dans le commerce et l'industrie et plusieurs espèces médicinales : l'Allamande canthartique, la Plumérie contiennent des sucs fébrifuges, le Cerberès produit un lait vénéneux, le strophantus est employé comme tonique du cœur, et les apocynum, dont les expériences thérapeutiques sont encore incomplètes, ont cependant donné de beaux succès.

A côté de l'Apocynum cannabinum on cite l'Apocynum androsænnifolium de la racine duquel les Américains extraient un bon tonique.

L'Apocynum cannabinum, bien que de la même famille que la pervenche, ne lui ressemble guère. Jacques et Henric le décrivent : « Herbe vivace, haute de 1 mètre et plus ; feuilles oblongues, mucronées, longues de 5 à 8 centimètres ; de juillet à septembre il donne des fleurs jaune verdâtre, petites, réunies en grand nombre en cymes panniculées, terminales et latérales ; les follicules sont grêles et longs de 8 à 10 centimètres. »

L'Apocynum cannabinum, extrêmement rustique, croît dans les terrains légers, çà et là dans les champs, surtout à la lisière des forêts.

Contrairement aux autres Apocynacées, qui sont des plantes tropicales ou subtropicales, l'Apocynum cannabinum se rencontre dans l'Asie septentrionale; dans l'Amérique du Nord on la trouve en abondance depuis la Caroline jusqu'à la baie d'Hudson, rarement, enfin, dans le midi de l'Europe.

La partie de la plante à peu près exclusivement employée en pharmacie, est la *racine*. Les racines sont des rhyzomes qui atteignent de 60 à 80 centimètres de long sur 1 centimètre d'épaisseur. « Elles se présentent en fragments irréguliers, tantôt simples, tantôt ramifiés, assez régulièrement cylindriques, droites, souvent flexueuses. Leur surface externe est couleur chocolat et présente des sillons longitudinaux bien marqués. Leur section montre une écorce brun jaunâtre, qui recouvre la partie ligneuse assez développée; au centre une moelle épaisse. » Leur cassure est nette et laisse couler un liquide visqueux, inodore, de saveur âcre, de goût amer.

Knapp (1826), qui a fait l'analyse de ces racines en a retiré de l'acide gallique, du tanin, de la gomme, de la cire, de l'amidon et des principes résineux, mal définis.

L'analyse faite par Griscom (1833) lui a donné du tanin, de la résine, du caoutchouc, de la gomme, de la fécule, et une matière amère soluble dans l'eau appelée *apocyne*.

Lloyd (1879) en a retiré un corps cristallisé, assez semblable à l'apocyne de Griscom et un autre blanc, cireux.

MM. Schemiedelberg et Lavater, en 1883, ont isolé dans les racines d'Apocynum cannabinum deux substances rentrant dans la catégorie des alcaloïdes : l'une qui, physiologiquement inactive, a été peu étudiée: l'*apocynéine;* l'autre, l'*apocynine*, qui semble être le principe actif des racines d'apocynum, est un poison cardiaque violent. MM. Schemiedelberg et Lavater l'ont rangée dans les glucosidiques du groupe de la digitaline.

CHAPITRE III

I

Il n'est pas nouveau que l'Apocynum cannabinum soit connue comme ayant une influence sur les fonctions physiologiques de l'homme et des animaux.

On raconte que les indigènes de l'Amérique du Nord faisaient macérer cette plante dans les sources où leurs ennemis allaient s'abreuver; ils s'en servaient encore pour empoisonner les cours d'eau, en vue de pêches faciles et fructueuses.

Tournefort citant Diascorides dit : « Apocyni folia cum subacta farina in panes cocta et in cibo data, canes necat. »

L'Apocynum cannabinum figure parmi les simples couramment employées par les médecins chinois; ils lui trouvent des propriétés cardiaques et aphrodisiaques.

Dans l'Amérique du Nord, il est aussi populaire que chez nous la rhubarbe ; il est connu pour avoir des propriétés toniques et purgatives. En Virginie, on lui attribue surtout des vertus diurétiques dans les hydropisies.

Parish, au commencement du siècle dernier, prescrivait la décoction de racine fraîche d'apocyn dans les fièvres intermittentes.

Le Dr Knapp est le premier qui ait fait à son sujet une étude thérapeutique suivie, en 1826 au Collège Jefferson à Philadelphie. La même année, il a publié dans l'*American Review* le résultat de ses observations; il cite, en particulier, un succès remarquable obtenu sur un enfant atteint d'entérite grave. Il note le remède comme expectorant, mais surtout comme diaphoréique et diurétique. Il employait des décoctions de racines fraîches à la dose de 20 grammes; sèches, 5 grammes; dans 300 grammes d'eau tous les jours.

Vers 1860, l'Apocynum cannabinum n'était guère encore qu'une drogue empirique quand le Dr Harwey l'introduisit à New-York. Hutchins et Zewett continuèrent ses expériences. Tous les trois l'employaient à peu près exclusivement comme diastique et diurétique dans le traitement des hydropisies de toutes origines, et le succès de leur médication, fut tel que l'apocyn fut surnommé « trocart végétal », dénomination sous laquelle il est encore connu dans certaines villes des États-Unis. Zewett, cependant, notait l'influence que peut avoir l'administration de l'apocyn sur les organes de la circulation (1869).

Mais c'est encore comme diurétique que *The Lancet* en parle en 1886.

Cependant, en octobre 1889, G. Murray fit paraître dans la *Thérapeutic Gazette* des observations nouvelles et remarquables sur la valeur de l'apocyn. L'apocyn ne serait plus seulement un diurétique, ce serait encore, et surtout, un médicament cardiaque, tonique et régulateur du cœur, il agirait plus vite et plus sûrement que le strophantus et la spartéine. Avec son administration, les battements se ralentissent, le pouls devient plus plein, la matité cardiaque diminue d'étendue. Il aurait cependant ses inconvénients, procurant aux malades après quelques jours d'usage, de la céphalée, de la diarrhée, des vomissements.

Murray préconisait les préparations suivantes : 1° infusion de racines, 4 grammes pour 240 grammes d'eau, à prendre par cuillerées à soupe, 3 ou 4 fois par jour ; l'infusion alcoolique 1 pour 10, 5 à 10 grammes dans 300 grammes d'eau à prendre en trois ou quatre fois dans la journée ; 3° l'extrait fluide à la dose de X à XV gouttes, trois fois par jour.

Le Dr Lauder-Brunton (*Médecine moderne*, 25 janvier 1896) conseille particulièrement l'apocyn dans les insuffisances organiques du cœur, accompagnées de gros œdèmes (myocardites particulièrement). Ce serait d'après lui un excellent tonique de la fibre cardiaque ; on pourrait aussi l'employer comme purgatif et vomitif.

Tout dernièrement (1902), le docteur américain L. Hildreth aurait fait des expériences desquelles il aurait conclu que l'Apocynum cannabinum représenterait un médicament très « efficace contre les phénomènes hydropiques, surtout lorsque ceux-ci relèvent d'un affaiblissement général de l'organisme (âge avancé, maladies infectieuses ou cachectiques), de l'insuffisance cardiaque, de la présence de varices, etc. — Il prescrit, en pareil cas, la teinture à la dose de II à III gouttes répétées toutes les trois ou quatre heures. Administré de la sorte, ce médicament ne provoquerait aucun accident et amènerait dans l'espace de quelques semaines la disparition des œdèmes.

II

C'est vers 1890 que l'Apocynum cannabinum entre dans la pharmacopée russe.

Dans le *Wratsch*, en 1893-94, le Dr Glinsky fit paraître sur ce médicament nouveau une série d'observations extrêmement intéressantes. C'est sur lui-même qu'il a tout d'abord étudié l'action de l'apocyn. « Atteint d'hypertrophie du ventricule gauche avec dilatation du cœur survenant par accès, et s'accompagnant d'un souffle systolique à la pointe (symptômes d'insuffisance relative de la mitrale), d'angine précordiale et de dyspnée augmentant au moindre mouvement, il a vu, sous l'influence de l'extrait de chanvre du Canada, disparaître au bout de deux jours tous les phénomènes morbides, objectifs et subjectifs. Le pouls, qui battait à 140, tombait à 80, et la dyspnée était supprimée si complètement, qu'une marche même prolongée ne déterminait pas la moindre sensation d'oppression. »

Après une observation aussi concluante, il a ordonné de l'apocyn à divers cardiaques rebelles aux traitements ordinaires, à des sujets porteurs de lésions mitrales anciennes et d'artério-sclérose plus spécialement. Il a administré le remède sous forme d'extrait fluide à la dose de XXX à XXXV gouttes, en trois fois chaque jour, et il est arrivé aux conclusions suivantes : le chanvre de Canada ralentit le pouls en le rendant plus fort et plus plein. Dans les cas de dilatation du cœur, il diminue rapidement l'étendue de la matité cardiaque. Chez les malades atteints de lésions valvulaires, il active manifestement la diurèse, dissipe les œdèmes et fait disparaître les palpitations et la dyspnée. Le Dr Glinsky aurait obtenu des résultats dans des cas d'hyposystolie, contre lesquels le strophantus, l'adonis vernalis et le muguet avaient été administrés en vain.

Le médicament est généralement bien supporté jusqu'à XXXV gouttes par jour. L'unique effet désagréable qu'il produit quelquefois est une sensation de battements dans les vaisseaux de la tête.

Datchewsky et Lapchine ont confirmé les résultats de Glinsky. Ils se sont attachés cependant à montrer surtout les pouvoirs diurétiques de l'Apocynum cannabinum. Dans une observation de Lapchine (insuffisance mitrale, oligurie, asystolie) l'apocynum aurait ralenti en huit jours les pulsations de 150 à 58, et le taux de l'urine sèrait monté jusqu'à 8 litres.

En 1899, « pour préciser, dit la *Semaine médicale* de l'époque, le meilleur mode d'emploi de l'apocynum ainsi que ses indications et ses contre-indications, M. le Dr Kostkiewitch, médecin en chef de l'hôpital du Tsarewitch Nicolas à Kiev, a institué sur cinquante sujets, atteints de lésions cardiaques variées, une série d'essais cliniques, pour lesquels il s'est servi de l'extrait fluide de l'Apocynum cannabinum. Il a pu ainsi établir tout d'abord, que la dose thérapeutique de cette préparation varie entre III et VIII gouttes, répétées trois fois par jour, et ne doit jamais dépasser la quantité quotidienne de XXIV gouttes, des doses plus élevées ayant souvent pour effet d'augmenter la dyspnée et les palpitations, de déterminer des pulsations fort pénibles dans la tête, ainsi que des troubles gastro-intestinaux, caractérisés par des douleurs abdominales, de la nausée, des vomissements, de la diarrhée.

Mais administré aux doses modérées sus-indiquées, l'extrait fluide d'apocynum produit chez les cardiaques atteints de troubles de compensation, une augmentation de la diurèse avec renforcement de pouls, diminution de la matité précordiale, disparition de la dyspnée, des palpitations, de la stase veineuse hépatique et des œdèmes. Cette action favorable, beaucoup plus marquée dans la maladie mitrale que dans la maladie aortique, se manifeste généralement dès le troisième jour du traitement, et atteint son maximum vers le cinquième et le septième. »

M. le Dr Kostkiewitch s'est encore convaincu que en provoquant une contraction énergique des artères, l'apocynum agit sur les vaisseaux avec plus de rapidité et d'intensité que la digitale et le strophantus, et que par suite il est contre-indiqué dans tous les cas ou la pression artérielle est exagérée, comme dans l'artério-sclérose et la néphrite interstitielle par exemple. De fait, dans ces conditions M. Kostkiewitch a vu sous l'influence de l'extrait d'apocynum, les accès asthmatiques et la matité cardiaque augmenter considérablement en même temps que la quantité des urines diminuait, et que le pouls se ralentissait jusqu'à 48 et même 40 battements par minute.

En 1901 M. le Dr Goloubinine, privat docent à la Faculté de médecine de Moscou, publie plusieurs observations, dont quatre sont rapportées avec beaucoup de de détails *(J. clinique,* 1901). Par l'administration moyenne de l'extrait fluide d'Apocynum cannabinum, il a obtenu les résultats suivants : le pouls devient de moins en moins fréquent, la diminution du nombre des contractions cardiaques dure tant que les malades prennent le médicament. Chez les malades les moins atteints, le pouls reste lent après la suspension du médicament, tandis que chez les autres, il s'accélère.

L'arythmie diminue considérablement, sans disparaître toutefois ; la pression sanguine augmente. Il y a augmentation très notable de la diurèse, et disparition de l'albuminurie lorsqu'elle est liée à la congestion rénale. Le nombre des mouvements respiratoires diminue.

On administre le traitement trois ou quatre fois dans les vingt-quatre heures à raison de V gouttes, chaque fois d'extrait aqueux. Il ne se produit aucune complication désagréable, sauf une légère irritation gastrique, qui disparaît dès qu'on suspend la médication. Elle serait facile à éviter en associant à l'extrait aqueux d'Apocynum cannabinum une dose égale de teinture de Chanvre indien.

En somme M. le Dr Goloubinine conclut que l'Apocynum cannabinum est un médicament très précieux, car il agit souvent dans les cas très graves où les autres remèdes restent impuissants.

CHAPITRE IV

I

A la suite des nombreuses observations que nous venons de citer, on peut établir plusieurs conclusions.

Une chose curieuse, ce sont les propriétés variées autant que nombreuses de l'apocynum, émétique, drastique, diurétique, régulateur et tonique cardiaque.

Il est vrai que ces propriétés diverses semblent apparaître avec l'administration de doses différentes : aux petites doses, l'apocynum serait stimulant; aux doses moyennes, il affirmerait ses propriétés diurétiques; il faudrait une administration plus considérable pour obtenir une action cardiaque; et ce n'est qu'aux doses élevées qu'il deviendrait éméto-cathartique.

Si ce principe semble être admis, il n'en est pas moins vrai que le désaccord existe entre les expérimentateurs pour la fixation des doses nécessaires pour produire chacun de ses effets thérapeutiques. On peut se poser la question : quels sont, par exemple, les doses utiles d'extrait fluide de racine d'Apocynum cannabinum, pour produire une bonne diurèse dans une myocardite ? Dans quel véhicule faut-il administrer le médicament? En combien de fois faut-il le prendre? Murray ordonne dans 250 grammes d'eau sucrée, XXX à

XXXXV gouttes d'extrait fluide d'apocynum par jour, en trois ou quatre fois. — Les médecins Russes formulent dans des sirops aromatisés de X à XXV gouttes (Glinsky) en trois ou quatre fois; Goloubinine préconise l'administration de la potion toutes les deux heures; Kostkiewitch recommande de ne jamais dépasser XXIV gouttes. — Huchard a donné de X à XX gouttes d'extrait fluide en une seule fois et jusqu'à LXXX gouttes, en quatre ou cinq fois par jour. Il recommande de masquer l'amertume du médicament en sucrant la préparation. Les opinions ne sont pas moins partagées sur la forme de l'administration du médicament. D'aucuns préconisant les décoctions de racines fraîches (Barish, Harwey, Dechambre, qui les donne comme actives, surtout fraîches); d'autres la poudre de racine sèche (Zewett, Lauder-Brunton, Littré-Robin) de 3 à 6 centigrammes, comme dose journalière. Beaucoup, ordonnant les teintures 1 gramme pour 10 (Murray, Hildreth), II et III gouttes toutes les trois ou quatre heures. La plupart, préférant l'extrait fluide, 1 gramme d'extrait représentant 1 gramme de racine. Nous venons de voir combien cette forme d'administration était variable, au point de vue de la dose utile.

Actuellement en Amérique, on commence à employer l'apocynine. La maison Abbott, de Chicago, a même lancé une spécialité : l'apocynine Abbott en granules (5 milligrammes d'apocynine pour 1 granule). Quelques médecins allemands formulent aussi l'apocynine à la dose de 15 milligrammes à 3 centigrammes par jour.

II.

A la suite de notions aussi diverses sur l'usage de l'Apocynum cannabinum, il nous a paru intéressant de corroborer, par de nouvelles expériences, les résultats obtenus, de rechercher les règles qui doivent présider à l'administration du médicament.

L'Apocynum cannabinum ayant surtout été ordonné dans les hydropisies d'origine cardiaque, c'est sur des malades présentant ces symptômes qu'ont porté plus spécialement nos recherches. Nous n'avons pas été favorisé dans les essais que nous voulions entreprendre sur des insuffisances plus spécialement organiques du cœur. Nous n'avons, pendant notre stage dans les hôpitaux de Saint-Etienne, au moment où nous possédions nos produits d'apocynum, pu trouver aucun sujet jeune, aux organes non déjà touchés par la sclérose, (insuffisance mitrale pure, ou autres lésions valvulaires étendues, produisant une insuffisance cardiaque rapide), pouvant bénéficier de l'administration de l'apocynum. Les malades sur lesquels nous avons observé les effets de l'apocynum, pour la plupart, étaient des sujets qui avaient déjà fait, dans leur cœur et leurs artères, plus ou moins de dégénérescence conjonctive, quelques-uns porteurs de lésions chroniques anciennes (artério sclérose, myocardite sénile), plusieurs affectés de myocardites infectieuses à marche subaiguë, avec tendance à la chronicité.

Pendant le temps de nos expériences, nous n'avons

pas eu à notre disposition un seul cas d'asystolie classique ou d'hypoasystolie extrêmement net.

Considérant l'apocynum plus spécialement au point de vue diurétique, nous avons soigné avec ses extraits des néphrites. Pour juger la variété de ses propriétés antihydropiques, nous l'avons administré à des malades atteints d'œdèmes et d'ascite d'origine hépatique (cirrhoses).

Nous avions l'intention de l'essayer au point de vue drastique, particulièrement dans des cas d'entérite, le temps nous a manqué.

Nous avons, d'ailleurs, fait une expérience intéressante sur une malade, qui ne présentait aucune lésion passible de l'administration de l'Apocynum cannabinum.

III

Dans le but de contribuer à la fixation des règles posologiques de l'Apocynum cannabinum, nous nous sommes procurés, nous l'avons dit, les divers produits extraits de l'apocyn et, pour juger de la valeur relative des uns et des autres, nous les avons administrés consécutivement aux mêmes malades.

Nous avons essayé l'apocynum sous forme de poudre. Nous avons fait fabriquer des pilules de la grosseur d'un grain de santé, contenant chacune :

Poudre de racines sèches d'Apocynum cannabinum	5 centigr.
Poudre de réglisse	Q. S.

Nous l'avons ordonné sous forme de teinture, mais nous l'avons surtout expérimenté sous forme d'extrait. Extrait fluide d'abord, (1 gramme d'extrait correspondant à 1 gramme de racines) comme en Russie et en Amérique. C'est la maison Merck à Darmsdadt qui nous a fourni l'extrait fluide sur lequel nous avons fait la plupart de nos expériences. M. Ducher, pharmacien des hôpitaux de Saint-Etienne, a bien voulu nous fabriquer un échantillon d'extrait fluide que nous avons à peine eu le temps d'expérimenter. Cet extrait, obtenu après macération dans l'alcool pendant huit jours, de racines sèches d'apocynum concassées, n'a pas exactement la même odeur, ni le même goût, ni la même couleur que l'extrait de Merck. Ses effets sont-ils exactement les mêmes, nous n'avons pas à notre disposition assez d'observations pour donner notre avis sur la question.

Nous avons administré l'extrait fluide à la dose journalière de XII à XXX gouttes dans une potion de 125 grammes de sirop d'écorce d'oranges amères dont le goût amer et sucré masque le mieux possible l'amertume de l'extrait. Les malades prenaient leur potion en quatre fois.

Sur notre demande, M. Ducher encore nous a fourni l'extrait d'apocynum sous forme d'extrait mou, à l'instar de l'extrait thébaïque. Nous avons fait prendre à nos malades par jour 4 pilules, contenant chacune 5 centigrammes d'extrait mou. Nous avons pensé que l'apocynum, sous cette nouvelle forme, pourrait être accepté par les malades n'aimant pas à prendre les potions.

Enfin, nous avons expérimenté l'alcaloïde actif de la racine d'Apocynum cannabinum, l'apocynine (fourni par Merck) que les malades ont absorbé sous forme de pilules contenant chacune 5 milligrammes d'apocynine : 4 pilules par jour. Sous forme de granules d'apocynine d'Abbott (de Chicago) une granule toutes les deux heures, jusqu'à concurrence de 8 granules par jour. Chaque granule contient 5 milligrammes d'apocynine.

IV

Enfin, pour nous assurer des états morbides où le traitement par l'apocynum semblait plus spécialement indiqué. Pour comparer plus facilement ses effets à ceux des médicaments cardiaques et diurétiques déjà connus, nous avons sur les mêmes malades ordonné à des moments différents : la digitale, le strophantus, la théobromine.

D'autres fois nous l'avons administré consécutivement à chacun de ces produits pour en prolonger ou renforcer les effets.

CHAPITRE V

Avant de citer les observations que nos amis ont recueillies, ou celles que nous avons nous-mêmes surveillées nous devons faire part d'un détail intéressant.

Il y a quelques mois M. le Dr Roussel avait entrepris de soumettre quelques cardiaques au traitement par l'extrait fluide d'Apocynum cannabinum. Ses essais ne lui donnèrent aucun résultat. On ne s'en expliquait pas la raison, quand une circonstance inattendue fit que nous apprîmes que l'extrait fluide d'apocyn qu'un pharmacien avait préparé pour le Dr Roussel était de l'extrait de sommités fleuries et de graines d'apocyn, fabriqué comme les extraits de chanvre indien. Nous déduisons de ce fait que la graine d'apocyn ne contient pas les mêmes principes actifs que ceux que l'on trouve dans la racine.

La plante d'apocynum elle-même ne participe pas aux propriétés médicamenteuses dévolues à sa racine ; les quelques administrations d'extrait d'apocyn d'Adrian fabriqué comme nous l'avons dit avec la plante entière d'Apocynum cannabinum (tiges et feuilles) n'ayant apporté aucune modification appréciable à l'état des malades.

Observation I (personnelle).

M... L..., ménagère, âgée de quarante-cinq ans, entre à l'hôpital de Saint-Etienne, pavillon 6, pour une sciatique gauche, le 19 septembre 1902. La malade, qui est un peu maniaque, dit avoir l'habitude de se purger tous les matins avec un grain de santé.

Depuis quatre jours qu'elle est à l'hôpital elle a eu deux selles, elle se dit cependant constipée et réclame son grain de santé habituel.

Espérant expérimenter les propriétés drastiques de l'apocynum nous lui ordonnons pour chaque jour une pilule contenant 5 centigrammes de poudre d'apocyn en pilule de la grosseur et de la couleur d'un grain de santé.

21 septembre. — Urines recueillies en vingt-quatre heures : 1400 centimètres cubes, le pouls régulier bat à 75, la malade prend sa première pilule d'apocyn.

22 septembre. — Coliques légères pendant la nuit précédente, le pouls semble plus fortement frappé il bat à 75, les urines n'ont pas augmenté en quantité.

24 septembre. — La céphalée a disparu. La malade se trouve très bien de son traitement, malgré de légères coliques, une selle par jour légèrement diarrhéique.

Le poule bat 68 pulsations, il est fortement frappé.

Les urines recueillies en vingt-quatres heures atteignent 1700 centimètres cubes et la malade dit en avoir perdu une certaine quantité aux cabinets

25 septembre. — La malade quitte le service pour des raisons personnelles.

Observation II

Due à l'obligeance de M. le Dr Cade, chef de clinique médicale.

H. Laurent, salle Saint-Augustin, n° 23, service de M. le professeur Bondet. Le malade est âgé de cinquante-quatre ans, il exerce la profession de mineur.

Dans ses antécédents, on note une fièvre typhoïde dans l'enfance, une fièvre intermittente en 1865, une pneumonie en 1879, influenza en 1889, jamais d'affection vénérienne, alcoolisme : 3 litres de vin par jour.

Le malade entre à l'hôpital, le 23 octobre 1902, pour des troubles qui lui ont fait quitter la mine il y a trois ans, et qui sont constitués par de la dyspnée, de la toux avec expectoration, mais jamais d'hémoptysies, des œdèmes, de l'anasarque. On porte le diagnostic de myocardite ancienne, et on donne le strophantus dès le premier jour.

11 novembre. — L'état est le suivant :

Au cœur : la pointe bat dans la sixième espace intercostal, en dehors de la ligne mamelonnaire. Battements épigastriques. Pas de lésions orificielles. 200 battements à la minute.

Beaucoup de ces battements manquent au pouls, qui est petit, en hypotension. Les jugulaires sont distendues, avec un léger reflux.

Aux poumons : bronchite diffuse, avec congestion des bases.

Foie douloureux. Pas d'œdème des jambes. Oligurie très marquée : le malade n'urine presque pas.

On supprime le strophantus, et on donne XV gouttes d'extrait fluide de racines d'Apocinum cannabinum de Merck.

12 novembre. — Au cœur : 156 battements à la minute.

Toujours beaucoup de faux pas et de pulsations avortées. Un peu moins d'oppression. Tension à la radiale gauche, prise au sphygmomanomètre de Potain : 15 environ. Urines : 350 centimètres cubes.

13 novembre. — Pouls : 136 battements. Le malade est toujours oppressé. Urines : 650 centimètres cubes.

On continue l'apocynum à la même dose.

Les jours suivants, le chiffre des urines va en augmentant.

14 novembre. — 700 centimètres cubes.

15 novembre. — 1800 centimètres cubes.

16 novembre. — 1700 centimètres cubes.

17 novembre. — 4000 centimètres cubes. Le malade est très amélioré. 120 battements au cœur et au pouls ; toutes les pulsations sont donc perçues. Tension à la radiale gauche, 19. Pas d'œdèmes. Pas de diarrhée.

18 novembre. — 4000 centimètres cubes. Battements au cœur et au pouls, 100.

19 novembre. — 2500 centimètres cubes. On supprime l'apocynum donné le 11. Pas d'albumine dans les urines.

20 novembre. — 2400 centimètres cubes.

Observation III (personnelle).

P... Marguerite, cinquante-quatre ans, ménagère. Entrée le 29 mai 1902, dans le service du Dr Montagnon avec le diagnostic de myocardite; artério-sclérose avec arythmie (hyposystolie).

Rien à noter dans les antécédents.

A joui jusqu'à la maladie actuelle d'une excellente santé.

L'affection actuelle remonte à cinq mois, le début s'est fait par de la toux quinteuse et des palpitations. Quatre mois avant son entrée à l'hôpital sont survenus des œdèmes des jambes qui n'ont duré que quelques jours.

A son entrée, elle se plaint d'une dyspnée intense persistant au repos ; ses palpitations qui reviennent souvent le long de la journée la fatiguent aussi ; un point de côté, assez douloureux à gauche, en avant, à la base et à la région précordiale. Des sueurs nocturnes abondantes.

Elle ne tousse pas, a bon appétit, l'état général est bon.

L'examen des poumons décèle des sommets douteux.

Toute la région précordiale est soulevée tumultueusement, la pointe difficile à localiser semble se trouver dans le sixième espace. L'arythmie est très marquée, par moment les battements se précipitent, il y a de nombreux faux pas. Le premier bruit est claquant et prolongé, le deuxième à peine perçu ; on note un souffle mésosystolique qui ne se propage pas.

Le pouls reproduit l'arythmie et les intermittences du cœur. Il bat à plus de 125.

Un peu d'ascite.

Pas d'œdème des membres inférieurs.

Urines abondantes, pas d'albumine.

Traitement : Vin de Trousseau pendant trois jours, régime lacté, eau d'Evian, repos au lit.

6 juin. — La digitale n'a eu aucune action sur la malade, on lui ordonne du sulfate de spartéine.

7 juin. — Crise prolongée, avec folie du cœur ; dyspnée violente ; râles nombreux aux poumons ; urines moins abondantes, albuminurie légère.

Révulsion sinapisée, trinitrine.

16 septembre. — La malade loin d'être améliorée, va plus mal, elle entre dans le service du Dr Roussel pour se mettre à l'apocynum.

Les signes notés à son entrée sur le cœur se retrouvent ; un léger souffle en va-et-vient s'entend à la pointe aux deux temps du cœur, il ne se répercute pas dans l'aisselle.

Le foie est gros, il descend à 1 centimètre au-dessus de la ligne ombilicale, douloureux à la pression ; pas de souffle hépatique.

Urines en vingt-quatre heures, 2 litres; albuminurie douteuse.

Le vin de Trousseau administré n'a pas plus de succès que la première fois.

24 septembre. — Urines recueillies en vingt-quatre heures 2000 centimètres cubes.

27 septembre. — La malade a été soignée du 19 au 27 septembre au strophantus sans résultat.

On lui ordonne une potion avec XII gouttes d'extrait fluide d'apocynum.

29 septembre. — Urines recueillies en vingt-quatre heures, 2000 centimètres cubes, albuminurie douteuse.

L'apocynum n'a eu aucune action.

On porte la potion d'extrait fluide d'apocynum à XV gouttes par jour.

1er octobre. — Urines obtenues en vingt-quatre heures, 2200 centimètres cubes, plus d'albumine.

La malade a de légères coliques, elle a eu la veille trois selles sans vraie diarrhée.

Le cœur va mieux aussi, la malade est moins oppressée; le pouls moins filé, bat 105 pulsations.

8 octobre. — La malade prend toujours XV gouttes d'extrait fluide d'apocynum. Elle a remarqué elle-même que son nouveau remède lui procure un mieux sensible.

Les urines se maintiennent entre 2200 et 2500 centimètres cubes, mais sa diarrhée légère a continué; elle a trois selles par jour, sans coliques.

Elle n'est presque plus oppressée; elle n'a plus de palpitations; son pouls bien frappé, presque régulier, bat à 95. On continue l'apocynum (XV gouttes d'extrait fluide par jour).

13 octobre. — Depuis deux ou trois jours sa diarrhée a des tendances à s'arrêter, toujours 2200 centimètres cubes d'urines, le pouls bat à 110.

16 octobre. — Bien que la malade continue à prendre régulièrement ses XV gouttes d'extrait fluide d'apocynum,

la diarrhée s'est arrêtée depuis la veille (pas une selle), l'urine est devenue plus rare, 1600 centimètres cubes. La malade présente un peu d'œdème à la partie supérieure des cuisses, aux lombes.

Pouls sans tension, filé, très rapide, plus de 150 pulsations.

Battements du cœur tumultueux, irréguliers.

La malade tousse, a de la dyspnée. Un peu d'œdème pulmonaire.

On remplace l'apocynum par la digitale.

18 octobre. — Urines 2300 centimètres cubes.

Pouls toujours petit, rapide, avec irrégularités par séries, bat à 145 environ.

20 octobre. — La malade qui a pris de la digitale pendant trois jours se trouve calmée, les œdèmes ont légèrement diminué. Urines arrivent toujours à 2200 centimètres cubes.

Le pouls plus fort dépasse toujours 140 pulsations.

Depuis le 18 elle est au vin de Debrenne.

24 octobre. — L'état général est moins bon que les jours précédents, la dyspnée revient, les œdèmes aussi, le pouls dépasse 160 pulsations, les urines 2000 centimètres cubes.

27 octobre. — Les phénomènes précédents se sont accentués, le pouls est incomptable, filé, les urines à 2000 centimètres cubes.

On remet la malade à l'extrait fluide d'apocynum (Merck) XXIV gouttes en quatre fois

28 octobre. — La malade a eu pendant la nuit de petites coliques très supportables, deux selles non diarrhéiques. Urines 2200.

Ses œdèmes malléolaires ont diminué.

Le cœur faiblit moins ; le pouls presque régulier bat à 135, il est mieux frappé.

La dyspnée est moins intense, du soir au lendemain, la malade se trouve mieux.

La malade a une céphalée légère, un épistaxis insignifiant.

30 octobre. — Le mieux s'accentue.

Le pouls est à 120 avec quelques irrégularités en série.

Les urines dépassent 2400 centimètres cubes.

Deux à trois selles diarhéiques par jour.

4 novembre. — L'administration des XXIV gouttes d'extrait fluide d'apocynum de Merck a continué.

Le cœur n'a plus de folies, ses battements se sont régularisés et ont pris de l'énergie ; le pouls est assez bon, plus résistant, donne 106 pulsations à la minute.

Les œdèmes aux lombes et cuisses sont peu modifiés. La dyspnée cependant a cessé.

Les urines légèrement diminuées 2000 centimètres cubes. Mais, par contre, la malade a tous les jours trois à quatre selles diarrhéiques assez abondantes, sans coliques notables.

11 novembre. — Hier on a supprimé la potion à l'extrait fluide d'apocynum, depuis deux jours le pouls redevenait petit, irrégulier, il est aujourd'hui à 135 environ ; urines recueillies en vingt-quatre heures : 1800 centimètres cubes ; la diarrhée continue ; on remplace l'extrait d'apocynum de Merck par 6 pilules contenant 5 milligrammes chacune d'apocynine (procurée à la maison Merck) à prendre de deux heures en deux heures tous les jours.

12 novembre. — La diarrhée s'est arrêtée avec la cessation de l'extrait fluide, la malade n'a eu qu'une selle, mais les urines ont augmenté, 2300 centimètres cubes, le pouls est devenu meilleur ; comme tension et régularité, il bat à 114.

Les œdèmes diminuent considérablement.

13 novembre. — Presque plus de dyspnée.

Le pouls n'a plus que de rares irrégularités, il est à 95.

Les urines se maintiennent à 2300 centimètres cubes.

Pas de diarrhée.

Notre provision d'apocynine étant épuisée, on supprime le médicament.

18 novembre. — La malade a pris depuis trois jours du vin de Trousseau.

Quantité d'urine en vingt-quatres heures : 2750 centimètres cubes.

Pression artérielle (au sphygmomanomètre Potain) prise à la radiale G, 14 centimètres.

Pouls à 135 pulsations.

19 novembre. – Suppression du vin de Trousseau, administration de granules d'apocynine d'Abbott, un granule toutes les deux heures.

21 novembre. — Urines recueillies en vingt-quatre heures : 2950 centimètres cubes.

Pression artérielle (sphygm. de Potain) à la radiale gauche 16 centimètres.

22 novembre. — La malade trouve que son cœur bat fort, la palpation fait en effet sentir des battements énergiques.

Les œdèmes des lombes et des cuisses ont diminué, cependant les urines sont moins abondantes.

Quantité en vingt-quatre heures, 2200 centimètres cubes.

Pression artérielle à la radiale gauche, 17 centimètres.

Pouls à 120 pulsations.

Pas de dyspnée.

Analyse qualitative des urines

	19 octobre	18 novembre	22 novembre
Volume . . .	2450	2750	2050
Densité . . .	1014	1012	1016
Réaction . . .	acide	acide	acide
Urée	21 gr. 83 p. l. vol.	16,13 p. l. vol.	20,24 p. l. vol.
Acid. phosph. .	3 gr. 147 p. l. vol.	2,15 p. l. vol.	1,838 p. l. vol.
Rapport . . .	1/7	1/7	1/11
Sucre	0	0	0
Albumines . .	traces	0	0
Coeffic. d'oxyd.	0,82	0,75	0,88

Observation IV

(Due à l'obligeance de M. Marque, interne des hôpitaux de Saint-Etienne; service de M. Roussel.)

Van... Henri, cinquante-huit ans, colporteur.

Entré le 17 septembre 1902.

On ne trouve à noter dans les antécédents du malade que de nombreux excès alcooliques, soit de vin, soit surtout d'eau-de-vie.

L'affection actuelle a débuté il y a deux mois environ, par une vive douleur dans la région hépatique, qui s'étendit bientôt à tout le creux épigastrique. Successivement apparurent de l'anorexie, une dyspnée intense; le malade perdit complètement ses forces. Depuis quelques jours s'est installée une toux quinteuse, très pénible, accompagnée d'expectoration assez abondante.

A l'entrée, légère teinte cyanique des lèvres et des oreilles. Pas d'ictère. Dyspnée très vive, avec paroxysmes nocturnes.

Le cœur bat dans le sixième espace, à droite, en dehors du mamelon. La matité cardiaque mesure environ 10 cm. 50 de haut sur 11 centimètres de large. Léger choc en dôme. Au niveau du foyer aortique, souffle typique au deuxième temps.

Pouls de Corrigan. Double souffle de Durozier. Pouls capillaire inégal. Athérome des radiales. La pression artérielle prise à la radiale gauche, au sphygmomanomètre de Potain = 16,5.

Aux poumons, emphysème prononcé : râles de congestion aux deux bases.

La région hépatique est extrêmement douloureuse. Le foie dépasse de trois bons travers de doigt le rebord costal, et se perd sous les fausses côtes gauches.

La rate paraît normale.

Pas d'œdème des membres inférieurs : œdème assez prononcé des parties déclives du tronc et de la paroi abdominale.

Urine claire, colorée, contenant un disque épais d'albumine.

17 novembre. — Le malade est mis au repos et à la diète lactée.

19 novembre. — L'état du malade s'est amélioré. 3 selles, la nuit passée. Le foie moins douloureux ne dépasse plus les fausses côtes que de deux travers de doigt. Mais l'anasarque a augmenté, et s'étend maintenant au ventre, à la poitrine, au visage.

Quantité d'urines émises en vingt-quatre heures = 1 litre.

Le malade prendra dès aujourd'hui, à 2 heures, une potion avec XXX gouttes d'extrait fluide d'apocynum (Merck).

21 novembre. — Hier matin, la diurèse a commencé.

Dans les premières vingt-quatre heures du traitement, les urines émises atteignaient 3 litres le matin, l'urine recueillie depuis hier, 2 heures de l'après midi, dépasse déjà 3 litres. Cette urine est très limpide et ne contient plus d'albumine.

L'anasarque commence à diminuer.

La pression artérielle, au sphygmomanomètre, est de 17.

22 novembre. — Depuis vingt-quatre heures, le malade a uriné 4 litres. La dypsnée est presque complètement disparue. L'anasarque diminue rapidement. La pression artérielle atteint ce matin 18. (Sphyg. Potain).

On continue à donner de l'apocynum.

Observation V

(Due à l'obligeance de M. le Dr Cade,
chef de clinique médicale.)

C. R..., vingt-cinq ans, garçon d'hôtel, entre salle Saint-Augustin, n° 10, service de M. le professeur Bondet, le 25 octobre.

A noter dans ses antécédents l'alcoolisme, la goutte. Se présente avec un souffle systolique à maximum tricuspidien, intense mais variable, parfois accompagné d'un frémissement cataire xiphoïdien. Le deuxième bruit est dédoublé.

Il existe un pouls veineux cervical et un pouls hépatique très marqués.

Pas de congestion pulmonaire.

Albumine dans les urines (néphrite?)

On porte le diagnostic d'insuffisance tricuspidienne, peut-être avec rétrécissement tricuspidien ou mitral associés.

7 novembre. — Les phénomènes cardiaques sont très nets. Souffle tricuspidien qui, bien marqué à l'entrée, ne s'entend plus aussi nettement.

Le pouls bat 80 pulsations à la minute. La tension au sphygmomanomètre de Potain est de 16.

Quelques sibilances aux poumons.

Albumine dans les urines.

Dyspnée assez marquée, surtout d'effort.

8 novembre. — Le malade prend XV gouttes d'extrait fluide d'apocynum.

Urines recueillies : quantité 600 centimètres cubes.

9 novembre. — 1700.

10 novembre. — 1100, P. = 68. Dyspnée moins marquée.

11 novembre. — 1000.

12 novembre. — Urine = 2500. Tension artérielle, au sphygmomanomètre de Potain : 20. Pouls plus ample, plus fort : 74 à la minute. Dyspnée beaucoup moindre.

Pouls veineux persiste très net ainsi que le pouls hépatique.

Pas de souffle tricuspidien : on note le dédoublement du deuxième bruit.

13 novembre. — 2300 cmc. d'urine en 24 heures.

14 novembre. — 2500 — —

15 novembre. — 3200 — —

16 novembre. — 3000 — —

17 novembre. — Urine = 2200. On supprime l'apocynum. P. = 76. Tension : 19. Le malade est moins oppressé. On n'a pas noté de diarrhée.

18 novembre. — Urine = 2200. Le souffle tricuspidien est redevenu net.

Observation VI

(Recueillie dans le service du Dr Lyonnet.)

M.... Benoît, soixante-sept ans, jardinier rentrée le 23 août 1902 à l'hôpital.

Rien de particulier à noter, ni dans ses antécédents héréditaires, ni dans ses antécédents personnels, pas de syphilis, pas d'alcoolisme.

L'affection actuelle remonte à deux ans environ, et débuta par la perte des forces et de l'appétit, puis de l'œdème des membres inférieurs.

Un médecin consulté affirma une affection cardiaque et ordonna la digitale.

Le malade continua à être essoufflé et fut obligé de cesser fréquemment son travail. Depuis trois mois environ son ventre augmente sensiblement de volume.

A son entrée, on constate :

Homme paraissant de forte constitution, mais de teinte jaune terreuse. Pas d'œdème des membres inférieurs. Oppression marquée. Ballonnement assez considérable du ventre, et dilatation appréciable du réseau veineux. Rien de particulier à la palpation, à part le flot abdominal très net.

Au cœur : tachycardie telle que les pulsations sont incomptables : plus 160 à la minute. Les bruits cardiaques ont pris le rythme embryocardique.

Actuellement pas de bruit de souffle. De temps en temps, intermittences et périodes arythmiques. Rien à la palpation, pas de frémissement.

Aux poumons : légère matité de la base droite, et diminution du murmure vésiculaire à ce niveau, sans souffle. Au-dessus respiration soufflante avec quelques râles humides.

A gauche quelques râles secs et humides, de congestion à la base et à la partie moyenne.

Urines : sans albumine.

On porte le diagnostic de myocardite, d'arythmie et d'ascite.

On donne digitale.

29 septembre. — Léger mieux : pouls moins rapide, arythmie à peu près disparu. De temps en temps cependant, on a une intermittence. Pouls plus ample, même état du côté de l'abdomen.

11 octobre. — Malade très oppressé. Ventre augmente notablement de volume. Ponction de l'ascite (4 litres environ.)

13 octobre. — Malade moins oppressé. Cœur toujours arythmique.

18 novembre — On a fait plusieurs ponctions successives et donné digitale, strophantus.

Malgré cela le malade est toujours oppressé, le cœur toujours arythmique. La tension du pouls est diminué : 13 au sphygmomanomètre de Potain.

A ce moment, on donne l'Apocynum cannabinum.

Le malade nous dit, le lendemain avoir uriné 2 litres, pendant la nuit alors qu'auparavant, il urinait 1 litre à peine. Même proportion pendant la journée et la nuit suivante.

Tension du pouls paraît normale. L'essoufflement, sans avoir complètement disparu, est sensiblement diminué.

Le malade nous dit lui-même que, sans cette nouvelle potion, il aurait réclamé une nouvelle ponction.

Observation VII

(Due à l'obligeance de M. le Dr Cade, chef de clinique médicale.)

B... Claude, soixante-cinq ans, concierge, entré salle Saint-Augustin, n° 9, service de M. le professeur Bondet, le 30 septembre 1902.

Donnerait à noter dans ses antécédents familiaux, des parents morts bacillaires. Aurait été marié une première fois avec une femme bacillaire.

Dans ses antécédents personnels, ni syphilis, ni alcoolisme.

Bonne santé habituelle, sauf quelques bronchites hivernales.

L'affection actuelle daterait du mois de juin. Le malade remarqua un affaiblissement graduel, perdit l'apppétit, puis se mit à tousser. Vers le milieu de juillet, ses jambes enflèrent.

Depuis, état stationnaire.

30 septembre. — Actuellement, le malade est un peu amaigri; teint jaune, lèvres cyanosées. Appétit très diminué. Selles normales et régulières.

A l'examen, on trouve une anasarque considérable.

Œdème des jambes jusqu'aux aines. Œdème des lombes, de la verge, des bourses.

Abdomen un peu ballonné ; sensation de flot de l'ascite.

Ni le foie, ni la rate ne sont hypertrophiés.

Au cœur. — La pointe n'est pas sentie à la palpation, mais, d'après l'auscultation, doit se trouver dans le sixième espace, en dedans du mamelon.

On note un frottement péricardique très net dans toute la région mésocardiaque. La matité cardiaque n'est pas délimitable en raison de l'épanchement pleural gauche.

Pas de souffle.

Pouls petit; en hypotension. artères athéromateuses.

Aux poumons : sommet douteux, à gauche. A droite, matité, exagération des vibrations, râles cavernuleux au sommet.

Rien à la base droite. A la base gauche, épanchement pleurétique moyennement abondant. Matité. Flot. Œgophonie.

26 octobre. — On retire par une ponction pleurale 600 centimètres cubes d'un liquide séreux, d'apparence nettement inflammatoire. Cytodiagnostic : formule lymphocytaire 98 pour 100.

12 novembre. — Le séro-diagnostic tuberculeux est positif.

13 novembre. — Les œdèmes sont énormes, il y a de la dyspnée. On donne par jour XV gouttes d'extrait fluide d'Apocynum (Merck). L'examen des urines ne donne pas d'albumine. Le pouls est à 96.

14	novembre.—	Urines	recueillies	quantité	1000	cmc.
15	—	—	—	—	1600	—
16	—	—	—	—	2100	—
17	—	—	—	—	600	—
18	—	—	—	—	700	—

Le 17, on supprime l'Apocynum donné depuis le 13. La diarèse semble moins marquée que le premier jour, mais le pouls s'est un peu relevé : il est à 84 — La tension (sphygmomanomètre de Potain), marque 14· Le malade est moins oppressé. Les œdèmes persistent sans changement notable. Il ne semble pas qu'il y ait eu une modification de l'épanchement.

On n'a pas noté de diarrhée.

Observation VIII (personnelle).

D... Jean-Pierre, cinquante-huit ans, journalier.

A fait un premier séjour dans le service de M. Roussel à l'hôpital de Saint-Etienne, en avril 1902.

On a porté le diagnostic d'insuffisance aortique. Aortite chronique. Athérome artériel.

La digitale, la digitaline, le strophantus ont été administrés sans succès.

Deuxième séjour en juillet 1902. Le malade rentre en pleine asystolie. Pâleur très marquée Œdèmes considérables remontant jusqu'aux lombes, anasarque généralisée. Congestion aux deux bases. Oppression, avec crises fréquentes d'étouffement. Urines rares : disque épais d'albumine.

Amélioration par la digitale, puis régime lacté. Le cœur se régularise, les œdèmes diminuent, les urines augmentent ; selles régulières.

Vers le 15 octobre, le malade retombe en asystolie. On lui donne pendant trois jours du vin de Trousseau.

Son état ne s'améliore pas : le pouls assez régulier bat à 98 ; les urines sont abondantes (plus de 2 litres par jour) ; mais les œdèmes augmentent.

29 octobre. — On soumet le malade au traitement par l'apocynum : XVIII gouttes d'extrait fluide (Merck) par jour.

Au bout de cinq jours, le malade ne se trouve pas mieux.

Le pouls semble plus fort; il est régulier et bat à 88. Selles toujours régulières : pas de diarrhée.

On supprime l'extrait fluide et l'on donne deux pilules d'apocynine (Merck), par jour.

Le surlendemain, le malade est très bas. Pas de modification des urines ; une selle de plus par jour mais toujours pas de diarrhée.

On supprime l'apocynine. Le malade meurt le 13 novembre, sans qu'on ait pu noter dans son état si grave une amélioration attribuable au médicament.

(Observation IX personnelle.)

M... Denise, soixante-deux ans, ménagère.

Entrée le 24 septembre 1902, à l'hôpital de Saint-Etienne dans le service de M. le Dr Roussel.

Bonne santé habituelle. A eu la grippe il y a sept ou huit mois, et depuis lors a toujours été plus ou moins fatiguée. Depuis trois ou quatre mois, elle a remarqué que ses jambes sont enflées le soir. Peu à peu est survenue de la dyspnée d'effort, et les conjonctives ont pris une légère teinte subictérique. Depuis quelques jours, maux de tête tenaces et palpitations ; la malade ne peut dormir étendue ; petite toux sèche, très fatigante. Digestions pénibles.

Aux poumons, on trouve un peu d'emphysème disséminé, œdème des bases assez accentué.

Au cœur, la zone de matité est élargie, la pointe bat dans le sixième espace, sur la ligne mamelonnaire. Battements forts et accélérés, mais irréguliers : quelques faux pas. Dans la région préventriculaire, souffle mésosystolique, qui semble se propager vers l'aisselle.

Athérome artériel : pouls petit, filant, avec quelques irrégularités de rythme et d'intensité; il bat à 125.

Le bord inférieur du foie dépasse les fausses côtes de trois travers de doigt. La rate paraît grosse.

26 septembre. — La malade est plus mal : l'oppression augmente, les jambes enflent ; léger anasarque ; un peu d'ascite.

Quantité des urines émises en vingt-quatre heures : 1 litre.

Leur examen décèle un énorme disque d'albumine.

On porte le diagnostic de myocardite avec insuffisance mitrale fonctionnelle.

20 septembre. — On donne à la malade XVIII gouttes par jour d'extrait fluide de racine d'Apocynum d'Adrian. Régime mixte.

13 octobre. — Pas de résultats. État du cœur stationnaire. L'ascite augmente ; les urines sont rares. Pas d'effets drastiques.

15 octobre. — On donne VI gouttes d'extrait de strophantus par jour. Les résultats sont encore plus défavorables. L'anasarque augmente, la face est bouffie ; l'oppression est grande. La malade ne va plus à la selle.

18 octobre. — On donne 1 gr. 50 de théobromine. Dès le lendemain, les urines augmentent, l'ascite diminue, les urines atteignent 1015 : elles contiennent toujours un gros disque d'albumine. La malade se trouve beaucoup mieux, mais elle accuse quelques maux de tête.

Ce succès n'est pas durable. Le 25 octobre les œdèmes ont réapparu, et l'on pratique à deux reprises sur les membres inférieurs des mouchetures à la lancette qui donnent issue à une quantité abondante de sérosité.

28 octobre. — On prescrit XVIII gouttes d'extrait fluide d'apocynum (Merck) par jour.

La malade se remet alors à uriner : 1150 centimètres cubes en vingt-quatre heures, des selles diarrhéiques se produisent bientôt : elle en a deux par jour, précédées de petites coliques. Elle accuse aussi un peu de céphalée, mais elle s'empresse de dire que cette céphalée n'est pas comparable aux violents maux de tête que lui procurait l'administration de la théobromine. Le pouls est fortement frappé, mais il est un peu plus irrégulier qu'au moment de l'entrée dans le service.

Vers le 11 novembre, ces excellents résultats se ralentissent; la malade reprend ses œdèmes et son oppression; elle est même un peu constipée.

On ordonne, à la place de l'extrait fluide, quatre pilules par jour d'apocynine à la dose de 5 milligrammes par pilule.

Dès la première nuit, on note une selle abondante. La dyspnée a diminuée. Le pouls, plus régulier, bat à 90. La quantité des urines augmente.

14 novembre. — La malade se trouve beaucoup mieux. Elle urine près d'un litre et demi. Elle a une selle journalière, non diarrhéique, précédée de quelques légères coliques.

Le cœur s'est régularisé, l'anasarque a considérablement diminué.

15 novembre. — Notre provision d'apocynine étant épuisée, nous sommes obligé de suspendre notre traitement qui semblait cependant donner des résultats heureux. On ordonne pour le lendemain du vin de Trousseau.

18 novembre. — Pression artérielle à la radiale gauche 17 cc. 5 (sphygmomanomètre de Potain) pouls bat à 110 pulsations.

Quantité d'urine en vingt-quatre heures : 1350 centimètres cubes.

19 novembre. — On a supprimé hier le vin de Trousseau. On donne aujourd'hui 8 granules d'apocynine d'Abbott, une toute les deux heures.

21 novembre. — Cette nuit le malade a eu une dyspnée très pénible. Les mouchetures qu'on lui a faites il y a une vingtaine de jours, et qui ne donnaient plus depuis plusieurs jours de sérosité, se sont remises à couler abondamment. La sœur du service, la malade en font la remarque.

La malade couchée dans sa sérosité a pris froid et a des frissons.

Quantité des urines en vingt-quatre heures environ 7 à 800 centimètres cubes.

Les œdèmes ont diminué.

La tension du pouls est de 16 centimètres (au sphygmomanomètre de Potain).

22 novembre. — La dyspnée persiste, les œdèmes sont stationnaires.

Les mouchetures coulent toujours, mais la malade n'urine dans ses vingt-quatre heures que 500 centimètres cubes.

Le foie est gros et dur.

Le pouls petit bat à 120.

La malade accuse nettement des signes de pleurésie gauche.

Observation X (personnelle).

P... André, cinquante-neuf ans, vannier. Entré le 25 août 1902 à l'hôpital de Saint-Etienne, service du Dr Roussel, avec le diagnostic de cirrhose veineuse (période hypertrophique).

Ne présente rien de notable dans ses antécédents, un éthylisme modéré probable.

Depuis deux mois il a cessé tout travail ; il accuse de l'anorexie, perte complète des forces pour commencer, puis une toux fatigante, quinteuse, et enfin un amaigrissement de plus en plus considérable.

Pendant les dernières semaines, il a remarqué que son ventre augmentait progressivement de volume.

A son entrée à l'hôpital l'abdomen est fortement tendu, tympanisme partout ; le foie qu'on sent à la palpation profonde déborde de trois travers de doigt les fausses côtes.

Rien à noter du côté du tube digestif ; langue, digestion et selles normales.

Au cœur, on trouve la pointe un peu en dehors de la ligne

mammelonnaire, une certaine tendance au bruit de galop.

Aux poumons, congestions des bases.

Les urines ne contiennent pas d'albumine, la réaction de Gmelin est positive : quantité recueillie en vingt-quatre heures, 1/2 litre.

27 août. — La dilatation des veines forme sur la paroi abdominale un réseau très apparent, l'abdomen est de plus en plus tendu, sensation de flot; grande zone de matité déplaçable; le malade étant dans le décubitus dorsal, elle s'étend à trois travers de doigt au-dessus du pubis. Le malade est au régime mixte.

13 septembre. — Le malade est ponctionné, on retire 5 litres de liquide. La digitale n'avait pas donné de résultat.

27 septembre. — Nouvelle ponction, 6 litres, ponctions encore le 2 octobre, le 9 et le 14.

17 octobre. — Le ventre se ballonne de nouveau, l'ascite revient de plus en plus faicilement après les ponctions, qui n'apportent plus de soulagement au malade. L'œdème des membres inférieurs est considérable; les bourses, la verge sont tuméfiées; la figure s'émacie. Pas de résultats par la spartéine.

L'appétit du malade semble conservé; si le malade ne mange pas, c'est qu'il ne peut trouver une position commode pour prendre sa nourriture. Les digestïons sont bonnes, le malade a une selle tous les jours, non diarrhéique.

L'urine du malade qui boit cependant 3 litres de lait et plusieurs pots de tisane par jour, est peu abondante : un verre à peine en vingt-quatre heures; elle est foncée, rouge, épaisse, un peu trouble.

Le malade prend de ce jour la potion suivante :

Extrait fluide de racine d'apocynum (Merck). XXIII gouttes
Sirop d'écorces d'oranges amères. . . . 125 grammes
en trois fois le long de la journée.

La même potion doit être donnée tous les jours.

19 octobre. — Le malade a uriné 1/2 litre, les urines sont moins épaisses.

20 octobre. — Urines recueillies en vingt-quatre heures, 650 centimètres cubes.

Le malade se trouve beaucoup mieux, il est plus libre dans ses mouvements, ses œdèmes ont un peu diminué; il ressent depuis la veille de petites coliques, il n'a pas eu de selles plus nombreuses que d'habitude (une hier soir, mais cette selle était diarrhéique et abondante.

Le pouls bien frappé est toujours régulier, il est moins dépressible et plus fort qu'avant l'administration de l'apocynum, il bat à 96 pulsations à la minute, le cœur s'entend très bien, le rythme est régulier.

A 4 heures du soir, le malade se plaint de ses coliques qui persistent avec recrudescence.

21 octobre. — Les urines recueillies en vingt-quatre heures arrivent à 700 centimètres cubes.

Le malade se plaint d'avoir eu de violentes coliques toute la nuit, il est allé cinq fois à selle : diarrhée légère.

Rien de modifié du côté du cœur et du pouls; l'ascite semble avoir diminué un peu.

On supprime l'apocynum. On donne de la théobromine.

22 octobre. — Les coliques et la diarrhée se sont arrêtées ce matin.

26 octobre. — Le malade n'urine presque pas un demi-verre en trois ou quatre mictions. Les œdèmes sont énormes.

6 novembre — L'état général est précaire. Une ponction donne issue à 7 litres de liquide.

Observation XI.

(Due à l'obligeance de M. le Dr Cade, chef de clinique médicale.)

S... Marguerite, vingt-cinq ans. Femme de chambre, entrée salle Bénédict Tessier n° 7, dans le service de M. le professeur Bondet, le 31 octobre 1902.

Accuse dans ses antécédents, rougeole et typhoïde de l'enfance. Rhumatisme articulaire à seize ans. Vient d'avoir un accouchement à terme, bien que la grossesse ait été conduite au milieu d'accidents divers : un adéno-phlegmon bacillaire, sans doute, qui a été opéré au premier mois, et de l'albuminurie, pour laquelle elle a été soignée chez M. Roque, qui a porté le diagnostic de néphrite aiguë. L'albumine disparut quelque temps pour revenir aux derniers mois de la grossesse, et persister après l'accouchement.

A son entrée dans le service, se plaint de faiblesse générale, d'oppression, de palpitation.

Pas d'hypertrophie du cœur.

Pas d'œdèmes aux membres inférieurs.

Urines peu abondantes. Traces d'albumine très nettes.

10 novembre. — Albuminurie douteuse.

Au cœur, rien de remarquable, qu'un léger souffle méso-systolique.

Aux poumons, sommet droit douteux.

11 novembre. — Urine : quantité 800 centimètres cubes.

Couleur normale.

Pas d'albumine. Pas de sucre.

12 novembre. — Urines : 750.

13 novembre. — 500.

14 novembre. — 600. En présence de cette oligurie persistante, on soumet la malade au traitement par l'apocynum. Extrait fluide de Merck : XV gouttes.

15 novembre. — 600 Depuis hier on note de la diarrhée.

17 novembre. — 650. A toujours un peu de diarrhée, depuis qu'elle prend de l'apocynum : trois selles par vingt-quatre heures.

Pouls : 88 à la minute.

On supprime l'apocynum.

La malade n'a plus d'albumine, mais sa perméabilité rénale paraît diminuée. C'est ce que prouve du moins l'examen cryoscopique, qui montre une diminution notable de δ (diurèse moléculaire élaborée).

Serait-il possible d'attribuer au reliquat de la néphrite gravidique antérieure l'absence de la diurèse apocynique, et au contraire, l'apparition de la diarrhée, traduisant peut-être une action d'élimination vicariante de l'intestin ?

Nous avons encore quelques observations à l'étude trop incomplètes pour pouvoir être reproduites ici. Nous en avons une entre autres sur une malade atteinte de néphrite chronique et qui, après deux jours de traitement par l'Apocynum cannabinum, a montré un mieux sensible. Les urines ont à peine augmenté de volume, mais elle a eu plusieurs selles légèrement diarrhéiques, et l'analyse de ses urines a montré que le coefficient d'oxydation était plus fort et l'albumine moindre qu'avant le traitement.

Nos expériences semblent donc corroborer à peu près les résultats obtenus par les praticiens étrangers qui se sont occupés de l'apocynum et que nous avons mentionnés plus haut. Nous nous permettrons aussi, pour établir nos conclusions de nous souvenir des expériences que M. Fromont a faites en 1895 dans le service du professeur Huchard, bien que nos conclusions ne soient pas exactement les siennes.

CHAPITRE VI

Un moyen intéressant et précis, qui aurait singulièrement éclairé l'appréciation que l'on doit porter sur l'apocynum, et qui nous aurait permis d'expliquer l'action intime du médicament, de donner plus nettement ses indications thérapeutiques, aurait été quelques expériences physiologiques.

Le temps nous a manqué pour ces études attrayantes. A défaut des nôtres, qu'il nous soit permis de donner le résumé des expériences de Glinsky, faites en 1894, en collaboration avec le vétérinaire russe Semenoff.

Ces expériences portent l'ingestion d'extrait fluide d'apocynum à des animaux à sang froid et à sang chaud, observations que M. Fromont a déjà mentionnées dans sa thèse.

On injecte à une grenouille un demi-centimètre cube d'extrait fluide d'apocynum dans le sac lymphatique. Pendant dix minutes on ne constate rien d'anormal, quinze minutes après l'injection la grenouille commence à s'agiter, puis on constate de la paralysie des extrémités, le cœur ne tarde pas à s'arrêter.

A l'autopsie, on trouve le ventricule contracté en systole incomplète, le myocarde est de couleur rosée, l'oreillette dilatée et de couleur foncée. Rien d'anormal dans les autres organes, sauf de l'œdème aux poumons,

Dans quelques expériences les vaisseaux paraissent fortement dilatés.

A la suite d'autres expériences sur les grenouilles, où l'injection avait été pratiquée dans le péritoine, l'absorption était plus lente, mais l'empoisonnement arrivait toujours par arrêt du cœur. Le nombre des respirations diminuait en même temps que le nombre des battements cardiaques, cependant la respiration persistait encore après l'arrêt du cœur.

Si l'injection ne contenait que 50 millimètres cubes, le nombre des battements cardiaques était simplement diminué, tandis que les contractions étaient plus fortes.

Une injection sous-cutanée d'extrait d'apocynum faite à un lapin a donné lieu aux constatations suivantes : à 4 h. 40 au moment de l'injection le cœur bat 120 à la minute ; quinze minutes après on note encore 120 pulsations au pouls, mais l'animal semble agité légèrement ; à 5 heures, l'agitation est remarquable ; à 5 h. 3, le pouls ne bat plus qu'à 80 ; à 5 h. 4, le lapin très agité se débat et tombe. Les battements cardiaques sont imperceptibles, puis le cœur s'arrête, la respiration diminue peu à peu persistant une demi-minute après l'arrêt du cœur.

L'autopsie montre le ventricule gauche en systole incomplète, le ventricule droit et les oreillettes dilatées et gorgées de sang.

Toute l'injection n'avait pas été absorbée, on retrouve une partie de l'extrait fluide au lieu de la piqûre.

Les injections hypodermiques d'apocynum, dit Glinsky, ne produisent pas d'irritation locale, et l'absorption du médicament est plus rapide que de n'importe quelle autre façon.

CHAPITRE VII

A considérer, après les observations que nous avons citées, les expériences physiologiques de Ginsky, on arrive facilement à conclure que l'Apocynum cannabinum contient un principe analogue à celui de la digitale. Ce principe, isolé par Schemiedeberg est l'apocynine.

Comme la digitaline, son administration à doses toxiques arrête le cœur en systole, et produit de la dilatation vasculaire. Mais il faudrait des expériences spéciales pour dire si ces phénomènes se produisent par l'action directe du médicament sur le muscle cartique ou s'il agit plus spécialement sur les nerfs qui règlent le cœur; savoir encore si c'est sur le sympathique ou le pneumo gastrique que portent plus spécialement ses effets.

Nous n'avons pas pu augmenter assez nos doses d'administration pour observer les phénomènes toxiques de l'apocynine mais il est certain que les premiers symptômes de l'empoisonnement sont des manifestations nerveuses, les céphalées et les nausées qu'éprouvent certains malades à la suite du traitement par l'apocynum semblent le prouver. A moins que ces états nerveux soient la conséquence de l'hypertension artérielle, avec vaso-constriction des capillaires, comme cela arrive pour la digitaline.

Comme la digitaline, l'apocynine semble être un cardio-tonique, nous n'osons pas écrire myo-tonique, bien que ce soit probable, étant donné les effets presque superposables de ces deux alcaloïdes sur le cœur. En effet, l'administration de l'apocynine rend le choc précordial plus énergique, plus limité, plus fort, plus en « coup de marteau ». Peut-être réduit-elle aussi le volume des cœurs dilatés. Mais son action serait encore régulatrice : en renforçant les battements cardiaques, elle en diminuerait le nombre, elle unifierait la force qu'ils doivent avoir et les rendrait isochrones. Comme médicament cardiaque, nous ne croyons pas que l'apocynine doivent empiéter sur les titres éminemment mérités de la digitaline, mais c'est un tonique, dans certains cas, remarquablement puissant et, comme régulateur, elle ne produirait pas l'arythmie spéciale à la digitaline (rythme bi et tri-gémminé).

Son effet sur la tension artérielle est encore plus net; et, comme sous l'influence de la digitaline, les modifications de tension sont indépendantes du nombre des battements du cœur.

L'apocynine est diurétique comme la digitaline, son action sous ce rapport, généralement constante, serait peut-être plus considérable que celle de la digitaline. Nous avons obtenu, par son administration, de très beaux succès dans des cas où tous les diurétiques, digitale, strophantus, théobromine, scille, etc. avaient été essayés sans résultat. Et, mieux que la digitale, elle ne combattrait pas seulement l'oligurie en combattant les troubles de la circulation qui la produisent, elle agirait sans doute sur le rein lui-même. C'est au moins ce que laisse supposer l'observation de M. Goloubinine, qui dit avoir noté la diminution des albumines totales dans les urines des sujets soumis à l'Apocynum cannabinum. Nous avons pu contrôler ce fait.

Comme la digitaline, l'apocynine aurait une action sur l'appareil digestif, et cette action serait plus notable chez elle. A dose moyenne, il est vrai, elle ne procurerait, ni nausées, ni vomissements, son action éméto-cathartique ne se manifesterait qu'à hautes doses, mais ses effets drastiques accompagneraient ordinairement ses effets diurétiques, quelquefois sembleraient les suppléer. Certains sujets seraient spécialement sensibles à cette action.

La digitaline agit presque immédiatement après l'administration, l'apocynine agit presque aussi vite. Dès le jour même de l'absorption ses effets commencent à se manifester.

La posologie des deux alcaloïdes est différente : la digitaline s'ordonne au milligramme ; on peut prendre par jour, plusieurs centigrammes d'apocynine. Ce qui permet de régler plus facilement les doses.

Contrairement aussi à la digitaline, l'apocynine serait antipyrétique. Nous avons vu le Dr Parish l'administrer dans les fièvres intermittentes. Et certains praticiens anglais l'administrent dans les états fiévreux les plus divers.

Mais ce qui établit entre la digitaline et l'apocynine une différence essentielle, c'est qu'il ne semble pas que l'élimination de l'apocynine soit lente, il ne semble pas qu'elle s'accumule dans l'organisme, et qu'au bout d'un nombre très restreint de jours il faille en suspendre l'emploi. Nous avons administré l'Apocynum cannabinum sous ses formes diverses, pendant des semaines, sans avoir eu à noter le moindre accident. Sous quelle forme s'élimine l'apocynine; s'élimine-t-elle sans modification ? Au bout de combien d'heures? Nous ne sommes pas à même de pouvoir répondre avec précision, n'ayant pu nous procurer les réactifs nécessaires pour déceler l'apocynine. Cependant nous n'avons pas cru trop nous avancer en affirmant que l'élimination de l'apocynine était hâtive, parce que les sujets soumis à l'apocynine manifestent de bonne heure l'influence de leur traitement, et ceux qui éprouvent les désagréments (coliques, céphalées) du remède, les voient disparaître avec la suppression du médicament.

Ce caractère rapproche l'apocynine de la strophantine ; et il y a bien d'autres raisons de grouper ces deux alcaloïdes : ce qui est conforme aux lois naturelles, l'Apocynum cannabinum et le strophantus faisant partie de la même famille botanique : les Apocynacées.

L'action de l'apocynine sur le cœur n'est pas aussi précise que celle de la digitaline. A dose toxique, elle arrête le cœur en systole incomplète comme cela arrive quelquefois avec la strophantine. Son influence dans la vaso-constriction des capillaires semble être moindre que celle de la digitale, d'où résulterait une circulation veineuse plus active. Comme tonique, cardiaque ses effets cependant seraient plus prompts. plus considérables et plus sûrs, que ceux de la strophantine.

Au point de vue diurétique, sa puissance est aussi plus grande. Son action serait comparable à celle de la strophantine. irritante du rein, puisque dans les néphrites son administration diminue plutôt le volume des urines, à moins que ce ne soit le résultat d'un phénomène de compression des organes filtreurs du rein (glomérules) dû à l'hypertension artérielle considérable dans un organe sclérosé.

Sur la strophantine l'apocynine aurait peut-être le désavantage d'être d'une habituance plus facile. Au bout d'un certain nombre de jours, cinq, dix, quinze, variable suivant les sujets, ses effets s'atténueraient presque brusquement. Il faudrait alors augmenter les doses ou encore, chose curieuse, administrer le remède sous une autre forme : remplacer l'extrait fluide de racine d'apocynum par l'apocynine, par exemple.

Comme pour la strophantine d'ailleurs, l'action sur le cœur de l'apocynine serait un peu plus lente à se produire que celle de la digitale, elle s'augmenterait ensuite progressivement les premiers jours, pour atteindre un summum d'effet au troisième ou quatrième jour, effet avantageux qui se maintiendrait un temps variable, pour cesser presque brusquement au moment où le malade a fait son endurance au médicament. La diurèse suivrait une courbe comparable.

En résumé, l'apocynine ne peut être comparée à la digitaline, et à la strophantine : les modifications qu'elle produit dans l'économie seraient peut-être plus comparables à celles que provoque ce dernier alcaloïde, mais ces modifications seraient plus grandes ; l'action de l'apocynine semblant plus puissante que celle de la strophantine. L'apocynine jouirait d'ailleurs de propriétés spéciales, qui la caractérisent nettement.

CHAPITRE VIII

Il semble qu'il serait maintenant facile d'établir les règles qui doivent présider à l'administration de l'Apocynum cannabinum. Des conclusions des expérimentateurs, de nos observations, nous essayerons de tirer une ligne de conduite à suivre en clinique dans l'ordonnance de ce médicament. Mais nous ferons remarquer que, pour lui donner des règles thérapeutiques fixes, l'apocyn, comme tous les remèdes nouveaux, a besoin d'être étudié dans ses actions les plus diverses, appliquées aux cas les plus variables. Pour cela, de nombreuses expériences et beaucoup d'observations comparatives sont encore nécessaires.

Un fait cependant est établi, c'est que l'Apocynum cannabinum contient des substances actives physiologiquement, que son action tonique et régulatrice du cœur est grande, mais que c'est son action diurétique qui est surtout caractéristique et remarquable, et que le nom significatif de « trocart végétal » que les Américains lui ont donné n'est pas un surnom immérité. Nous croyons savoir encore que son élimination suit de près son absorption et que son usage peut être continué indéfiniment.

Pour ces raisons, nous indiquerions donc son emploi utile dans les cardiopathies où l'on note de l'insuffisance fonctionnelle des valvules : moins, peut-être, dans les cas d'insuffisances organiques, cependant même encore avantageux pour continuer la digitale, voire la suppléer, dans cette période de la maladie où la compensation ne se faisant plus, des œdèmes déjà tenaces arrivent, où la dyspnée n'abandonne presque plus le malade et où son pouls irrégulier et menu finit d'épuiser le cœur en lui demandant des contractions trop nombreuses. On aurait, par son emploi, obtenu des résultats satisfaisants même dans les insuffisances mitrales pures.

Mais son indication plus spéciale serait dans ces énormes hydropisies, qui le relèvent d'un affaiblissement général de l'organisme, à la suite des myocardites chroniques, quelle qu'en soit leur origine ; et son effet maximum dans leurs périodes d'hypoasystolie.

Mais les autres hydropisies, qu'elles résultent de la stase veineuse hépatique ou de néphrites, seraient aussi passibles du traitement par l'Apocynum cannabinum.

Pour combattre plus spécialement l'anurie, malgré ses effets drastiques sur l'intestin, il ne semble pas avoir la valeur de la théobromine, au moins dans certains cas.

Nous avons, dans le cours de nos expériences, surtout administré l'apocyn sous les deux formes plus commodes d'extrait fluide et d'apocynine.

Nous avons ordonné l'extrait fluide de XV à XXX gouttes par jour, à prendre en quatre fois dans du sirop d'écorce d'oranges amères. A XV gouttes, les résultats sont déjà marqués, mais la dose type de l'extrait d'apocynum, c'est de XX à XXV gouttes.

Avec cette administration que nous avons prolongée

le temps que nous avons voulu, nous n'avons jamais noté aucun accident, ni aucun phénomène fâcheux pouvant nous obliger à suspendre le traitement (une fois seulement notre malade a eu des coliques pénibles), nous avons obtenu la régularisation et le renforcement du pouls, la disparition des palpitations de la dyspnée et des œdèmes, et une diurèse abondante : là ou d'autres médicaments cardiaques avaient échoué.

Les prescriptions de l'apocynine semblent devoir être cantonnées dans la dose variant de 2 à 10 centigrammes par jour, à prendre aussi en plusieurs fois. Ses effets, peut-être plus actifs et plus réguliers que ceux de l'extrait de fluide, seraient absolument superposables à ceux de ce mode d'administration, sauf les effets secondaires (drastiques, émétiques), semble-t-il, moins marqués.

CONCLUSIONS

Nous concluons donc :

I. L'Apocynum cannabinum contient un poison cardiaque analogue à la digitaline et à la strophantine : il serait tonique et régulateur du cœur comme la première, et ne produirait pas d'effets d'accumulation comme la seconde, son élimination suivant de près son absorption ; suivant les cas, il pourrait quelquefois être employé plus avantageusement que la digitale et le strophantus.

II. Son pouvoir diurétique est extrêmement puissant et précieux. L'apocynum ayant donné des résultats heureux dans des cas où les diurétiques les plus divers (digitale, théobromine) avaient échoué.

III. Son effet sur la plupart des malades est purgatif, et cet effet secondaire renforce son action diurétique.

IV. Dans l'Apocynum cannabinum la seule partie de la plante contenant des principes réellement actifs : c'est la racine. Deux préparations semblent particulièrement recommandables : l'extrait fluide, jusqu'à ce jour, plus spécialement employé, et l'alcaloïde encore mal défini : l'apocynine, dont l'action semble plus régulière.

V. Les doses d'administration sont assez élevées, et si un certain nombre de cliniciens n'ont pas obtenu les résultats attendus, c'est qu'ils ont employé des préparations, soit défectueuses, soit au-dessous des règles utiles.

VI. Enfin l'Apocynum cannabinum est une plante qui mérite d'attirer l'attention des praticiens. Ses effets thérapeutiques semblent être variés, il faudrait encore de nombreuses expériences pour éclairer d'une façon plus complète son action intime.

BIBLIOGRAPHIE

BAILLON, *Dictionnaire botanique.*
VAN TIEGEN, *Traité de botanique.*
TOURNEFORT, *Institutiones rei herbariæ.*
PLANCHON et COLLIN, *Les drogues simples d'origine végétale.*
JACQUES et HENRIC, *Manuel général des plantes.*
DECHAMBRE, *Dict. encyclopédique des sciences médicales.*
BOUCHARDAT, *Matière médicale.*
LITTRÉ et ROBIN, *Dictionnaire de médecine.*
HAYEM, *Leçons de thérapeutique.*
SOULIER, *Traité de thérapeutique et pharmacologie.*
DORVAULT, *Officine.*
ROBIN, *Traité de thérapeutique* (Fasc. X).
DUJARDIN-BAUMETZ et YVON, *Formulaire magistral.*
CRINON, *Formulaire* (1902).
BOCQUILLON et LIMOUSIN, *Nouveaux médicaments* (1902).
FROMONT, *Action cardiaque du chanvre du Canada* (th. Paris, 1895).
Semaine médicale, 1894, 1899, 1901, 1902.
Journal des patriciens, 1901, 1902.
American Review, 1826.
Therapeutic gazette, 1889,
Chemiker Zeitung, 1883.
Wratsch, 1893, 1894.
Pharm. journal and Transactions, 1892.
Journal moderne, 1896.
Journal clinique, 1901.

Lyon. — Imp. A. REY, 4, rue Gentil. — 31337

www.ingramcontent.com/pod-product-compliance
Ingram Content Group UK Ltd.
Pitfield, Milton Keynes, MK11 3LW, UK
UKHW022128260726
13993UKWH00003B/1304